DU TRAITEMENT INTENSIF

DE

LA TUBERCULOSE

ET EN PARTICULIER DE

LA PHTISIE PULMONAIRE

PAR LE

CARBONATE DE CRÉOSOTE DE HÊTRE

PAR

Le Dr EDMOND CHAUMIER

DE TOURS

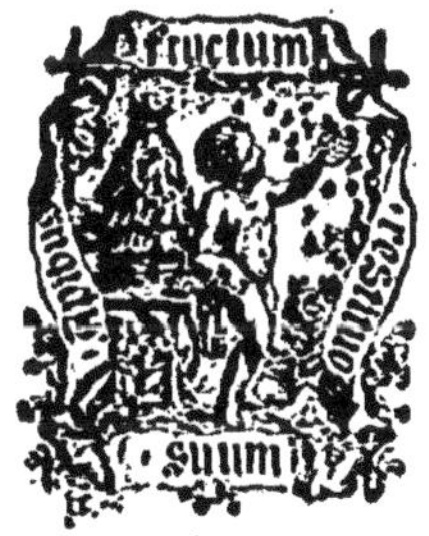

PARIS

SOCIÉTÉ D'ÉDITIONS SCIENTIFIQUES

PLACE DE L'ÉCOLE-DE-MÉDECINE

4, RUE ANTOINE-DUBOIS, 4

—

1893

DU TRAITEMENT INTENSIF

DE

LA TUBERCULOSE

ET EN PARTICULIER DE

LA PHTHISIE PULMONAIRE

PAR LE

Carbonate de Créosote de Hêtre [1]

Les remarquables travaux de Bouchard, Gimbert, Burlureaux, Sommerbrodt et autres, ont démontré toute la valeur de la créosote de hêtre dans le traitement de la tuberculose et surtout de la tuberculose pulmonaire.

Mais pour arriver aux résultats qu'ils ont obtenus, ces auteurs ont employé des doses considérables ; doses allant jusqu'à 14 ou 15 grammes (Burlureaux), et pour lesquelles la voie stomacale ne suffit plus. La créosote est irritante et souvent 1 ou 2 grammes ne sont pas tolérés. La voie rectale qui a été tentée également, n'est guère plus pratique, car

---

[1] Appelé aussi *Créosotal ;* Répertoire de pharmacie, février et avril 1893 : article reproduit en abrégé dans *Semaine médicale* mai 1893; *Revue Générale de méd.,* etc.

l'intestin, au bout d'un temps relativement court, ne supporte plus les lavements, et l'on se trouve alors en présence de malades améliorés, mais qu'on ne peut pas conduire jusqu'à la guérison parce qu'ils ne supportent plus le médicament.

Ces considérations firent adopter les injections sous-cutanées, mais si cette méthode donne de brillants résultats, elle ne manque pas d'inconvénients. On se sert ordinairement d'une solution huileuse au 1/10 ou au 1/14 et comme l'injection se fait goutte à goutte pour éviter la douleur et pour faciliter l'absorption, il faut deux heures (Gimbert) pour injecter 50 grammes de la solution, soit de 3,50 à 5 grammes de créosote. L'injecteur automatique est alors indispensable, mais avec cet instrument si l'ennui est moindre pour le médecin, le désagrément est aussi grand pour le malade. L'emploi régulier de telles injections ne peut guère s'étendre en dehors de l'hôpital ou du sanatorium.

Fort heureusement la chimie est venue au secours de la médecine en faisant connaître les éthers de gaïacol et de créosol et aussi ceux de créosote.

Ces corps peuvent être pris par la bouche sans irriter le tube digestif dans lequel ils se dédoublent.

Valzer (1), d'Aix-la-Chapelle, a proposé l'emploi du benzoïl-gaïacol ou benzoate de gaïacol, produit pulvérulent, sans odeur ni saveur, composé d'acide benzoïque et de gaïacol ; ce dernier dans la proportion de 0 gr. 50 pour 0 gr. 90. On peut prendre ce corps en cachets ou délayé dans un breuvage quelconque. Il se décompose dans les voies digestives en acide benzoïque et en gaïacol.

Haas a conseillé l'usage du styracol, ou éther cinnamique du gaïacol, produit également insipide qui se prend aussi facilement que le benzoïl-gaïacol.

Pietro Giacosa (de Turin), a démontré par des expériences sur le chien que l'éther carbonique du gaïacol (qui

---

(1) Cité par Daremberg, *in Traitement de la phtisie pulmonaire*, t. I, Paris, 1892.

contient 95 p. 100 de gaïacol) se décompose dans l'intestin en gaïacol et en acide carbonique et que le gaïacol s'élimine par l'urine en formant un sel sulfo-conjugué.

Holscher et Seifert (1) ont fait des expériences cliniques sur 60 phtisiques et sont arrivés à cette conclusion que le carbonate de gaïacol, administré à des doses progressives variant de 1 à 6 grammes par jour, améliore très rapidement l'état des phtisiques.

Ces auteurs citent des augmentations de poids de 11 et 23 livres en six mois, coïncidant avec la disparition des symptômes thoraciques.

Dans le courant de l'année dernière j'ai essayé à mon tour les éthers de créosote, de gaïacol et de créosol. Au congrès de Pau, en septembre dernier, j'ai dit un mot de mes premières expériences avec le carbonate de gaïacol et le carbonate de créosote (2).

Jusqu'à ce jour j'ai expérimenté :

Le carbonate de gaïacol,

Le carbonate de créosol,

Le carbonate de créosote,

Le benzoate de créosote, et l'oléo-créosote (éther d'oléine et de créosote qui contient 33 p. 100 de créosote).

Les éthers de gaïacol et de créosol sont solides ; ceux de créosote sont liquides.

Les éthers de créosote au point de vue chimique ne sont pas des corps absolument définis parce que la créosote elle-même ne l'est pas ; et de même que la créosote est composée de gaïacol, de créosol, de phlorol, etc., les éthers de créosote se composent d'éthers de gaïacol, de créosol, de phlorol, etc., en mêmes proportions que ces corps existent dans la créosote.

La plupart de ces produits — je l'ai dit — ont été essayés, mais je crois avoir été le premier à employer le carbonate

---

(1) Ueber die Wirkungsweise des Guajacols. (*Berliner Klinische Wochenschrift*, 1891, n° 51, et 1892, 18 janvier.)

(2) Le carbonate de Créosote a été découvert en 1891 au Laboratoire de la maison Heyden, de Radebeul.

et le benzoate de créosote et mon mémoire du congrès de Pau doit être le premier travail sur la question.

Théoriquement, les éthers de créosote sont d'excellents médicaments contre la phtisie, puisqu'ils peuvent être, sans inconvénients, employés à hautes doses par la voie buccale, et puisqu'ils se dédoublent dans le tube digestif. Ils doivent être préférés aux éthers de gaïacol et de créosol, parce qu'ils renferment, comme la créosote, toute une série de corps également actifs contre la tuberculose.

Je parlerai seulement aujourd'hui du carbonate de créosote, n'ayant expérimenté le benzoate que sur un malade et ne faisant que commencer mes expériences avec l'oléocréosote.

Le carbonate de créosote est liquide, de consistance sirupeuse, plus ou moins épaisse suivant la température.

En hiver, on a de la peine à le transvaser si l'on n'a soin de le chauffer légèrement. Sa couleur est blonde. J'ai cependant eu entre les mains des échantillons très bruns, presque noirs. Cette couleur anormale provenait probablement de vices de fabrication.

Le goût de créosote était alors très prononcé et les malades prenaient moins bien le liquide.

Normalement cet éther a une odeur très légère de créosote ; sa saveur est fade, huileuse, avec un très léger goût de goudron. Insoluble dans l'eau, il est soluble dans l'alcool absolu. Il contient 94 0/0 de créosote. Les malades le prennent très facilement en nature. Pour ceux qui sont trop difficiles on peut le donner en capsules, ou en émulsion(1).

Chez les enfants j'ai employé des doses de 1 à 6 grammes, chez l'adulte de 10 à 15 grammes (3 cuillerées à café). Ce ne sont pas des doses maxima, on peut les dépasser sans inconvénient.

Je dois dire ici que mon excellent ami, le Dr Triaire, de

______

(1) Depuis que ce travail est rédigé, j'ai employé aussi le carbonate de créosote en injections sous-cutanées. Il faut avoir soin de faire tiédir le médicament au bain-marie ou en le chauffant légèrement et se servir d'une grosse aiguille. On peut injecter 5 centimètres cubes dans chaque piqûre. L'injection n'est pas douloureuse.

Tours, a bien voulu expérimenter en même temps que moi le carbonate de créosote dans sa clientèle ; et bien que je ne puisse relater, parce qu'elles n'ont pas été recueillies au jour le jour, les observations d'une vingtaine de malades qu'il a traités, je ne saurais passer sous silence ces observations dont les résultats m'ont été communiqués dans de nombreuses entrevues, et qui viennent corroborer mes propres observations.

Le carbonate de créosote est éliminé en partie par l'urine ; j'ai fait analyser à 2 reprises l'urine totale de vingt-quatre heures d'une de mes malades, urine qui avait conservé la couleur de l'urine normale et bien que la quantité exacte du produit créosoté n'ait pas été déterminée, la réaction de la créosote était très manifeste.

Un enfant qui prend une cuillerée à café tous les jours rend des urines tantôt claires, tantôt brunes, couleur tisane de noyer.

Un des malades de M. Triaire, que j'ai pu interroger et examiner, après avoir pris pendant quelques jours deux cuillerées à café sans changement de couleur, a vu bientôt l'urine devenir noire verdâtre ; couleur qui a persisté en réduisant la dose de moitié. Ce malade a été très amélioré par son traitement, a vu renaître l'appétit, les forces et même l'embonpoint, et disparaître en grande partie les symptômes pulmonaires. Dans une de mes observations avec deux cuillerées à café l'urine est devenue noire dès le premier jour.

Lorsque l'urine devient foncée elle répand l'odeur de créosote ; cela a été remarqué par le malade de Triaire, par la mère de l'enfant dont j'ai parlé précédemment, et par d'autres malades.

L'haleine a souvent aussi la même odeur, ce qui prouve que le médicament s'élimine aussi par les poumons.

Le carbonate de créosote ne produit aucun malaise, aucune irritation du côté de l'estomac et de l'intestin. Il ne provoque pas la diarrhée, mais ne semble pas avoir d'action sur elle ; plusieurs de mes malades ont accusé de la diarrhée pendant le traitement ; cela tenait à l'épidémie de diarrhée qui sévissait à Tours en août, septembre, octobre. La diarrhée s'est également montrée chez un enfant peut-être atteint de lésions tuberculeuses de l'intestin, et qui est très sujet à cette indisposition. Enfin chez une femme qui a succombé, elle s'est déclarée à la fin de la maladie comme chez la plupart des phtisiques.

Le carbonate de gaïacol, que j'ai expérimenté contre la diarrhée des enfants ne paraît pas non plus avoir beaucoup d'action contre cette affection.

Un des premiers effets du carbonate de créosote est l'augmentation de l'appétit et des forces ; vient ensuite la diminution de la toux et enfin celle des lésions pulmonaires.

Parallèlement avec cette amélioration le poids du corps augmente et parfois dans des proportions énormes.

C'est ainsi qu'une petite fille de 6 ans et 4 mois, soignée au sanatorium de Touraine, qui du 4 février au 4 août n'avait augmenté que de 2 livres, augmenta de 4 livres du 4 août au 5 septembre pendant le premier mois de son traitement par le carbonate de créosote. En un mois elle avait augmenté plus qu'une enfant bien portante ne fait en un an.

Les six mois précédents elle avait augmenté de 2 livres : et encore faut-il dire que le 4 août, lorsqu'elle a été pesée, elle était soignée depuis deux semaines.

Actuellement cette petite fille peut être considérée comme guérie. Presque toute trace de lésion a disparu ; elle ne tousse plus depuis le commencement de septembre, et au 14 janvier elle avait augmenté de 8 livres ; 8 livres en cinq mois, presque trois fois plus que n'augmente en un an une fillette bien portante de 6 ans 1/2.

Une fille de 20 ans a augmenté de 12 livres du 14 novembre au 21 janvier ; une autre de 15 ans a augmenté de 7 livres du 20 août au 18 octobre, en deux mois, et a vu disparaître complètement ses lésions pulmonaires.

Ces lésions s'améliorent parfois très rapidement. Chez le malade de M. Triaire, dont je rapporte brièvement l'observation, des craquements des 2 sommets disparurent en deux mois et demi.

Une amélioration plus rapide encore se produisit chez un de mes malades qui venait d'avoir des hémorrhagies pulmonaires excessivement graves et qui était dans un état très alarmant.

Je mentionnerai également deux pleurésies aiguës dont l'épanchement disparut en sept jours dans un cas, en treize jours dans l'autre. Ce dernier malade, un enfant de 13 ans, a repris ses forces très vite et a engraissé ; mais on découvre maintenant des lésions tuberculeuses que masquait l'épanchement.

Je crois devoir rapprocher de ces deux observations celle d'un enfant soigné par le carbonate de gaïacol et guéri également en très peu de temps.

Mais pour avoir avec le carbonate de créosote toutes les chances de succès, il ne faut pas négliger l'hygiène. Le grand air et l'alimentation sont indispensables. Mes malades qui ont le plus profité du traitement sont ceux qui ont le plus pris l'air, et qui se sont le moins fatigués. Ceux qui avaient une hygiène déplorable et étaient, malgré la maladie, obligés de travailler la journée entière, ont vu leur état rester stationnaire ou s'aggraver.

Une femme déjà arrivée à la période finale de sa maladie, — qui avait progressé malgré un traitement créosoté régulièrement suivi, — n'a pas retiré plus de bénéfice du carbonate de créosote et a succombé.

Un autre malade, que je n'ai pu suivre, est mort également, mais il n'avait pris du carbonate de créosote que pendant une semaine ou deux, et à faible dose (4 grammes).

Parmi les observations que j'ai pu recueillir, je reproduirai les suivantes qui, bien qu'écourtées et parfois incomplètes, suffiront néanmoins à fixer l'attention sur un médicament destiné, dans un avenir prochain, à remplacer la créosote dans le traitement de la tuberculose.

OBSERVATION I. — 21 décembre 1892. — André R..., 13 ans. Depuis la naissance jusqu'à 7 ans a toujours eu la poitrine oppressée (poitrine grasse). De 4 ans à 7 ou 8 ans il a eu des écoulements d'oreille, qui passaient et revenaient ; il est resté sourd à droite.

Il a déjà eu une bronchite. Il est pâle, maigre, très faible et très oppressé. Il tousse depuis quinze jours. Un médecin, appelé près de lui, a dit que ce n'était rien, qu'il n'avait que de la faiblesse.

Le côté gauche en arrière présente de la matité dans toute la hauteur, excepté au sommet où il y a une légère sonorité.

Souffle, voix de polichinelle. Même matité en avant ; submatité au sommet.

Le maximum des bruits du cœur est sur le côté droit du sternum.

L'enfant s'est plaint un peu de ce côté.

10 capsules de 0 gr. 40 de carbonate de créosote par jour ; soit 4 grammes.

Cet enfant m'avait été amené à mon dispensaire.

Le 23. Je vois l'enfant chez lui, au lit ; il est faible ; un peu oppressé. Les symptômes fournis par la percussion et l'auscultation sont les mêmes.

Le 29. J'ai vu l'enfant le 24 et le 26. Depuis le 24 il va bien ; il ne souffre pas ; il demande à manger à cor et à cris ; mais on ne lui donne que du lait qu'il n'aime pas beaucoup.

A la percussion, en arrière, il y a de la submatité dans les 3/4 supérieurs ; de la matité dans le 1/4 inférieur.

3 janvier. Il n'y a plus de matité absolue nulle part ; le liquide a complètement disparu. L'enfant, qui a gardé le lit et qui s'amusait sur son lit, excepté les deux ou trois premiers jours, se lève depuis quelques jours ; on lui donnera à manger tout ce qu'il désirera.

L'enfant continuera à prendre 4 grammes de carbonate de créosote.

Le 25. On m'amène l'enfant ; il a bonne mine, beaucoup d'appétit, il est plus gras qu'avant sa maladie.

A la percussion : côté gauche en arrière sonorité jusqu'à la pointe de l'omoplate ; matité presque complète au-dessous ; respiration excessivement faible ; gros frottement dans les grandes inspirations ; au sommet expiration prolongée.

A la percussion, sous la clavicule tonalité plus élevée. Respiration soufflante et expiration prolongée.

N'a pas pris ses capsules depuis huit jours ; les reprendra. L'urine n'a pas été noire.

Février. L'enfant a encore engraissé. L'urine est parfois noire : haleine, urine et matières sentent la créosote.

OBSERVATION II. — 1er février 1892. Marguerite G..., 5 ans et 10 mois. Elevée au biberon. Poitrinaires dans la famille de son père. A 3 ans 1/2 une fluxion de poitrine : depuis en a eu deux par an.

En avril dernier 1891, fluxion de poitrine et pleurésie. Depuis elle ne s'est jamais bien remise. Lors de cette maladie elle crachait du sang cinq ou six jours de suite ; cela cessait, puis recommençait. En décembre elle allait assez bien. Elle a recommencé à tousser il y a quinze jours ; la nuit cela lui siffle et elle étouffe. Toux grasse.

Percussion. — Côté gauche en arrière submatité partout ; de même en avant. Sous la clavicule en dehors bruit de pot fêlé; en dedans sonorité.

Sonorité peut-être exagérée à droite.

Le maximum des bruits du cœur s'entend sous le sternum ; la vue et la palpation donnent le même résultat ; mais les mouvements du cœur font mouvoir tout le côté.

Les vibrations de la voix ne se sentent pas à gauche.

A l'auscultation on entend à peine la respiration.

Cette enfant avait été à l'hôpital en mars, avril, où elle est restée deux mois ; ensuite est allée à l'hospice de Clocheville où elle est restée de deux mois et demi à trois mois. Elle y avait déjà séjourné plusieurs fois. Le médecin avait dit qu'elle était poitrinaire.

Prendra 2 lavements avec 40 gouttes de créosote chacun.

Le 4 février. Poids 30 livres. Elle garde son lavement du soir toute la nuit ; celui du matin jusqu'à midi. Elle a peu d'appétit.

A gauche en avant sous la clavicule râles fins et moyens, presque du gargouillement.

En arrière dans presque toute la hauteur, souffle léger, submatité ; pas de retentissement de la voix, ni de la toux.

Ch.

A droite en arrière, au sommet, respiration soufflante.

Elle tousse beaucoup, surtout la nuit ; elle étouffe ; on est obligé de la lever : toux coqueluchoïde. La mère dit qu'elle sue la nuit et qu'elle a la fièvre.

Ce soir elle a un peu de diarrhée, a été 3 ou 4 fois. Elle prendra de la craie pour sa diarrhée et continuera ses lavements.

25 juillet. La petite fille n'est pas revenue au dispensaire ; elle a suivi pendant quelque temps le traitement indiqué; puis a été conduite à un autre dispensaire où elle allait manger la soupe le matin, et prendre du vin de quinquina ou de l'huile de foie de morue.

Je la retrouve sans la reconnaître, au sanatorium. Ce n'est que plus tard que j'ai su qu'elle avait fréquenté mon dispensaire et que j'ai pu retrouver la note qui précède.

Elle est entrée le 21 juillet au sanatorium ; je la vois le 25. A ce moment elle avait des râles muqueux dans toute la hauteur du poumon gauche, râles de toutes grosseurs et stimulant presque le gargouillement au sommet.

Au sommet droit la respiration était soufflante. Il existait de la matité du côté gauche dans toute la hauteur.

Pendant quelques jours on fit prendre à cette petite fille 0 gr. 50 de carbonate de gaïacol, puis on remplaça par une capsule de 0 gr. 50 de carbonate de créosote. L'appétit qui faisait complètement défaut revint très vite. Le 4 août l'amélioration était déjà très manifeste. Il y avait sans doute eu une augmentation de poids, mais on avait omis de peser l'enfant à son entrée. Ce jour-là elle pesait 32 livres ; 2 livres de plus que le 4 février, six mois auparavant. La toux n'avait pas diminué, mais les symptômes pulmonaires s'étaient déjà amendés. Voici du reste la note prise le 4 août :

Côté droit en arrière respiration très peu soufflante au sommet et jusqu'à la pointe de l'omoplate.

A gauche respiration excessivement faible dans toute la hauteur en avant et en arrière. Pendant la toux seulement, râles muqueux dans tout ce côté surtout en arrière, plus gros et bien moins nombreux qu'à la dernière visite.

Submatité dans tout le côté gauche. L'enfant mange bien et a meilleure mine.

On lui donnera 2 capsules, soit 1 gramme.

Le 15 août je note : à gauche en arrière, submatité moins prononcée, quelques râles à la base en arrière ; respiration nette ailleurs, très peu soufflante au sommet où l'expiration est un peu prolongée.

Au sommet droit en arrière, respiration faible. L'enfant mange beaucoup et ne tousse presque plus. Elle prendra 3 capsules de carbonate de créosote, soit 1 gr. 50.

Le 25. L'enfant pèse 35 livres ; c'est une augmentation de 3 livres en trois semaines.

Le 1er septembre je note : côté gauche en arrière, quelques râles fins à la base. Dans toute la hauteur respiration à peine plus faible que du côté opposé.

Submatité assez prononcée au sommet en avant et en arrière. L'enfant va très bien, mange bien, dort bien, ne tousse pour ainsi dire plus.

Le 3. L'enfant pèse 36 livres, ce qui fait une augmentation de 4 livres en un mois, alors qu'une fille bien portante de son âge augmente à peine de 3 livres en une année, alors que pendant les six mois précédents, y compris les deux premières semaines de son séjour au sanatorium elle n'avait augmenté que de 2 livres.

Elle sortit du sanatorium quelques jours plus tard et rentra le 21 septembre.

Le 21. Elle pèse 36 livres.

Le 1er octobre, presque 37 ; elle prendra 4 capsules soit 2 grammes.

Le 12, un peu plus de 37.

Le 25, presque 38. Il n'y a plus de râles dans la poitrine ; la submatité a diminué ; l'enfant mange très bien.

3 novembre, 38.

Le 14, 38.

Le 25, presque 39.

21 décembre, un peu plus de 39. A peine un peu de submatité aux points antérieurement malades.

La respiration est presque aussi forte à gauche qu'à droite.

14 janvier 1893, 40 livres. L'enfant peut être considérée comme guérie.

Observation III. — 14 novembre 1892. Clémentine R...,
20 ans ; fille de parents inconnus, est dans un orphelinat depuis
l'âge de 4 ans.

A 15 ans, bronchite ; a toujours toussé depuis, et a toujours
eu depuis une douleur dans l'épaule droite.

Elle a été réglée à 18 ans. Depuis neuf mois ses règles ne
sont pas venues.

Elle est très maigre ; elle est quelquefois enrouée. Elle a
très peu d'appétit.

Il y a un an on a ouvert un abcès au tiers supérieur du
bras droit. Il reste une cicatrice. Un peu au-dessus existe une
tumeur fluctuante ; abcès.

Elle remue difficilement l'épaule qui est en partie ankylosée
(tumeur blanche).

Auscultation. — A droite en avant, respiration très soufflante
avec expiration prolongée.

Dans le reste de la hauteur la respiration est moins soufflante. Mêmes signes en arrière.

A gauche en avant, la respiration est un peu soufflante au
sommet.

La jeune fille prendra 2 cuillerées à café de carbonate de
créosote.

Le 24, poids 90. Elle a d'avantage d'appétit; se sent un peu
plus forte.

8 décembre. Poids 101 livres. Elle a en plus de ses vêtements habituels, un gilet de tricot qui ne pèse pas une livre.

Elle se sent mieux, tousse moins, mange bien. Elle prend
l'air autant qu'elle peut dans son couvent, on entr'ouvre la fenêtre la nuit.

L'abcès paraît moins gros.

Respiration un peu moins soufflante.

Diarrhée depuis trois jours.

Le 30. La diarrhée s'est arrêtée de suite. Elle a vomi les
paquets qu'on lui avait donnés pour sa diarrhée, excepté le
premier.

Elle tousse davantage matin et soir; mange moins bien. Poids 100.

L'abcès est semblable, on l'ouvrira dans deux jours. La jeune fille a moins pris l'air.

10 janvier. On a ouvert l'abcès. Il est sorti beaucoup de pus. Introduction d'un crayon d'iodoforme. On a déjà renouvelé le pansement ; il y avait très peu de pus sur la ouate et par la pression, on ne pouvait en faire sortir. Il y a quatre jours qu'a eu lieu le second pansement. Aujourd'hui, il n'y a que quelques gouttes de pus sur la ouate. Je ne mets pas de crayon.

La jeune fille s'est beaucoup ennuyée depuis qu'il a été question d'ouvrir son abcès et depuis qu'on l'a ouvert. Elle avait peur que son abcès ne guérisse pas. C'est ce qui m'explique son amaigrissement. Poids 98. Je rassure la jeune fille et lui dit que son abcès va être guéri avant peu.

Le 16. Poids 101. Elle mange bien, prend l'air, dort bien, tousse peu. Hier elle est allée se promener dans la neige.

Le 21. La jeune fille mange bien, dort bien et ne tousse presque plus. Elle se plaint un peu de l'épaule droite. La plaie est couverte d'une petite croûte adhérente à la ouate. L'abcès semble se reformer. Il y a un peu de fluctuation. Poids 102.

Auscultation. — Côté droit en avant : expi[...] [pr]olongée et soufflante. A la base en arrière, la respiration [es]t rude.

Au gauche, un peu de faiblesse de la respiration. En somme amélioration considérable des symptômes généraux ; amélioration légère de l'état local.

OBSERVATION IV. — 30 mai 1892. Mme D..., 23 ans, mariée à 20 ans ; pesait alors 128 livres. Mère et sœur mortes poitrinaires. Poids actuel 122 livres 400.

Pleurésie droite à 19 ans ; a presque toujours un peu toussé depuis lors.

Laryngite depuis un an ; était enrouée auparavant depuis quelque temps. Elle est complètement aphone depuis dix mois ; bien réglée, assez grasse, bon appétit.

Auscultation. — Expiration très soufflante et prolongée à

droite en arrière ; respiration très rude partout ; moins nette aux sommets en avant.

Moins de souplesse à la percussion des sommets en avant.

Cordes vocales rouges, gonflées, se fermant mal ; la malade est très essoufflée en marchant. Traitement local pour l e larynx.

La malade prendra 2 gr. 50 de carbonate de gaïacol en 5 cachets.

28 juin. La malade a pris ses cachets pendant quelques jours, mais ayant eu de la diarrhée et des vomissements (cholérine) elle a mis ces symptômes sur le compte du médicament et n'a plus pris que 3 cachets. Poids 123 livres. La malade se sent mieux ; plus forte ; étouffe moins.

2 juillet. Un peu moins bien. Mange bien cependant. Douleurs dans la poitrine, oppression, mêmes signes pulmonaires.

60 gouttes de créosote en lavement ; grand air le plus possible, continuer le carbonate de gaïacol.

Le 7. La malade va mieux ; n'a pas pris ses lavements à cause de ses règles, auxquelles on peut attribuer les malaises notés précédemment. Elle est toujours plus fatiguée à ce moment. Elle prendra ses lavements.

22 août. Symptômes pulmonaires un peu atténués. La malade se sent plus forte ; est toujours grasse. Son poids n'a guère varié.

Elle prendra 8 capsules de carbonate de créosote de 0gr. 50, soit 4 grammes. On a cessé les lavements créosotés ; pendant qu'elle prenait ces lavements a eu souvent l'urine noire.

4 septembre. A engraissé d'une livre. Elle se sent forte. Elle continue ses 8 capsules et prendra en plus 1 gramme de carbonate de gaïacol.

14 octobre. Poids 126. (Augmentation de 2 livres.) Va très bien. La voix ne s'est guère améliorée ; les cordes vocales sont roses, moins gonflées. A peu près les mêmes signes du côté du poumon. La malade prend actuellement 10 capsules, soit 5 grammes.

28 octobre. Prendra 12 capsules.

Janvier 1893. La malade a pris ses capsules à peu près

régulièrement, 10 ou 12 par jour. Elle mange très bien, dort bien, est très forte, très grasse, a certainement augmenté de poids, mais ne s'est pas pesée. L'amélioration locale se produit très lentement.

Elle prendra une cuillerée à café de carbonate de créosote puis bientôt deux cuillerées à café.

Mai 1893. L'état général continue à s'améliorer.

Observation V. — Le 23, je vois M. l'abbé X... malade du D' Triaire. Il tousse depuis de longues années, et a eu plusieurs bronchites. L'an dernier il a craché beaucoup de sang, moins cette année ; mais il toussait beaucoup et avait des lésions pulmonaires assez graves. M. Triaire lui fit prendre d'abord de petites doses de carbonate de gaïacol, et à partir des premiers jours de novembre 2 cuillerées à café de carbonate de créosote. A ce moment, il y avait de la submatité, du souffle et des craquements aux deux sommets. Le côté droit s'était pris d'abord, puis le gauche.

Au bout de quelques jours M. X... sentit ses forces augmenter, il eut davantage d'appétit, mais bientôt l'urine devint noire verdâtre.

M. Triaire fit diminuer la dose de moitié, mais l'urine continua à être noire.

Cependant les forces augmentèrent et la toux disparut presque complètement.

Aujourd'hui il n'y a presque plus de submatité ; on ne trouve ni râles, ni craquements ; mais seulement la respiration un peu soufflante au sommet gauche.

M. X... a repris un peu d'embonpoint, mais il ne s'est pas pesé.

Observation VI. — M. F..., 50 ans. Il tousse depuis un certain nombre d'années, est très maigre et manque de forces. Il mange peu d'ordinaire.

Depuis plusieurs années il a presque constamment la diarrhée, plus ou moins.

Il y a trois ans il eut une hémorrhagie pulmonaire qui le

tint quelques jours au lit. Depuis lors il a toujours été faible, mais il ne s'est jamais soigné sérieusement.

Je l'ai vu l'an dernier pour la première fois ; sa respiration était rude, manquait de souplesse, et l'expiration était prolongée.

Je lui ordonnai alors un traitement qu'il n'a guère suivi.

Le 13 décembre 1892, je suis appelé de nouveau. Il est au lit depuis quelques jours avec des crachements de sang considérables. Il rend par vingt-quatre heures environ un verre de sang presque pur.

Je le vois tous les jours jusqu'au 19. Ce jour-là il a rendu encore beaucoup de sang ; mais un peu moins ; les crachats sanglants sont aérés.

Il ne peut être question d'ausculter le malade tant il est faible et tant on craint que les mouvements augmentent l'hémorrhagie pulmonaire. Le traitement a consisté en dragées d'ergotine.

Le 23 les crachats ont changé d'aspect, ils sont rosés, ont mauvaise mine. Le malade s'est encore affaibli. Il y a du souffle et des râles dans une grande partie des poumons. Il a pris très peu de nourriture depuis le commencement de sa maladie et manque absolument d'appétit.

Le 31 décembre, les crachats ne contiennent plus de sang mais la faiblesse s'est accrue dans des proportions considérables. Le malade est très oppressé. A l'auscultation on trouve du souffle dans la plus grande partie des poumons, et au milieu de ce souffle des râles de plusieurs grosseurs, surtout des râles très fins.

L'appétit est nul : la fièvre est forte ; le pouls petit et très vite ; l'état est très grave. A chaque visite j'avais recommandé de l'air, mais on n'en avait rien fait.

J'ordonne 8 capsules de 0 gr. 50 de carbonate de créosote, soit 4 grammes. Je recommande encore l'air et la nourriture.

Le 14 janvier l'état s'est un peu amélioré ; la fièvre a disparu ; les râles ont diminué ainsi que l'intensité du souffle. Le malade mange un peu ; il prendra 10 capsules soit 5 grammes.

Le 23. Le malade sans avoir grand appétit mange beaucoup

mieux ; il se sent plus fort, il se lève tous les jours et reste assez longtemps levé. Sa fenêtre, depuis qu'il fait moins froid reste ouverte une partie de la journée. Il tousse et crache un peu moins.

A l'auscultation il n'y a plus de râles, plus de souffle. La respiration est simplement rude à droite, surtout en arrière ; à gauche en arrière la respiration est soufflante avec expiration prolongée. Le malade est en voie de guérison. Il prendra une cuillerée à café de carbonate de créosote et dans quelques jours 2 cuillerées à café.

Observation VII. — 3 novembre 1892. Raphaël L... aura dix-neuf ans le 15 décembre. Beaucoup de rhumes depuis l'âge de 10 ans. Actuellement tousse depuis le mois d'août. Pèse 98 à peine.

La nuit, il tousse par quintes jusqu'à ce qu'il vienne un crachat. Le jour, les crachats viennent facilement. Pas d'appétit.

Au sommet gauche, en arrière, submatité ; expiration très peu prolongée, mais râles de grosseurs différentes pendant la toux.

En avant, tonalité exagérée, moins de souplesse à la percussion. Quelques râles également pendant la toux

Respiration un peu rude des deux côtés. 9 grammes de carbonate de créosote.

5 novembre. Sue le matin, a mouillé sa chemise et son gilet, cela depuis quelque temps. Poids 98.

Le 9. Mange peu, tousse encore assez la nuit ; crachats très épais, sue un peu moins. Poids 98.

Le 14 A davantage d'appétit ; tousse moins. Poids 98.

Le 21. Poids 98, se sent assez fort ; mange assez bien ; prendra 2 cuillerées à café de carbonate de créosote.

Le 26. Poids 99. Ne tousse presque plus, ne crache plus. Ce matin n'a toussé que 3 fois et a rendu un peu de sang.

3 décembre. Poids 100 (mêmes vêtements), se sent plus fort, ne tousse presque plus, ne crache presque plus.

Percussion. — Sommet gauche en avant, très légère submatité, pas de souplesse. Sommet gauche en arrière et moitié supérieure submatité très marquée.

A droite, pas de souplesse.

Auscultation. — Au sommet gauche en avant, respiration forte ; en dehors en un point, respiration soufflante avec toux retentissante et expiration prolongée.

En arrière à gauche au sommet et dans les deux tiers de la hauteur, respiration faible ; très peu de râles au sommet dans la toux.

A droite, respiration presque normale.

Le 12. Poids 100, va bien.

Le 21. Ne tousse plus ou presque plus, mange bien. Pèse 100.

Percussion. — Côté gauche, sonorité presque normale ; moins de souplesse. A droite, moins de souplesse.

Le 29. Poids 100. Bon appétit, prend l'air ; l'a toujours pris plus ou moins ; se promène, ne tousse pour ainsi dire plus, ne crache plus.

6 janvier 1893. Va bien, même poids.

Le 17. Même poids, tousse un peu plus ; mêmes signes à l'auscultation. Prendra 3 cuillerées à café de carbonate de créosote.

Mai 1893. Continue à aller bien.

OBSERVATION VIII. — 11 août 1892. Mme G..., 31 ans. Pleurésie gauche à 16 ans, a toussé longtemps ; tousse à nouveau depuis trois ou quatre ans ; a craché du sang il y a dix-huit mois.

Au sommet droit, expiration peu prolongée.

Submatité très prononcée à gauche.

Maigreur très grande.

Ne tousse pas la nuit ; tousse un peu le jour, ne crache pas.

Maigrit surtout depuis cinq ou six mois. A 18 ans pesait 113.

Mange assez bien ; dort bien ; souffre un peu dans la poitrine et dans le dos, surtout quand elle se fatigue.

Bien réglée ; pertes blanches.

1 gramme de carbonate de créosote.

17 août. Mange bien. Souffre dans le bas du côté gauche. Poids 91, pesait 99 l'an dernier.

2 grammes de carbonate de créosote.

Le 22. Tousse un peu moins. Poids : un peu plus de 91. Mange bien. Sue la nuit depuis deux jours. Elle souffre de l'estomac depuis très longtemps.

3 grammes de carbonate de créosote.

Le 26. Pèse un peu plus de 91. Elle a moins sué. Les sueurs provenaient de la chaleur plus grande qu'il faisait. Elle tousse moins.

4 grammes de carbonate de créosote.

Le 31. Poids : un peu plus de 91.

10 octobre. Pèse toujours le même poids ; se trouve mieux ; bon appétit ; ne tousse presque plus ; dort bien ; a pris régulièrement 4 grammes de carbonate de créosote, puis (on en manquait) 3 gr. de carbonate de gaïacol jusqu'à aujourd'hui.

Respiration faible à droite, surtout en arrière au sommet. Au sommet gauche en avant, respiration soufflante, expiration prolongée, en arrière respiration très soufflante et expiration très prolongée. On continue à la soigner avec du carbonate de créosote.

Janvier 1893. Va bien, a augmenté de poids.

Paris. — Typ. A. DAVY, 52, rue Madame. — Téléphone.

216

A LA MÊME SOCIÉTÉ

ENVOI FRANCO CONTRE UN MANDAT

AUVARD, accoucheur des hôpitaux, et **PINGAT**, externe des hôpitaux. — **Hygiène infantile ancienne et moderne.** Maillot, berceau et biberon à travers les âges. Un volume in-18 jésus, illustré de 85 figures dans le texte. .... 1 fr. 50
Cartonné avec dorures spéciales. .... 2 fr. 50

BARTHÈS (Dʳ ÉMILE), médecin inspecteur de la Société protectrice de l'enfance. — **Manuel d'hygiène scolaire.** A l'usage des médecins et instituteurs, des lycées, collèges, etc. Un volume in-18 de 150 p. 2ᵉ *édition.* 2 fr. 50

DEMENY (GEORGES), chef du Laboratoire de la station physiologique (annexe du Collège de France), rapporteur de la Commission de gymnastique au Ministère de l'Instruction publique, chargé de missions par le Ministère (Société d'Éditions scientifiques). — **L'éducation physique en Suède.** Un volume in-18 de 105 pages, un graphique. ...... 2 fr. 50

DROUET (Dʳ HENRY), ancien interne des hôpitaux de Paris et de la Maternité de l'hôpital Beaujon. — **De la valeur et des effets du lait bouilli** dans l'allaitement artificiel. *Ouvrage couronné par l'Académie de médecine.* In-8 de 136 pages. .... 3 fr.

GILLET DE GRANDMONT (Dʳ), officier de la Légion d'honneur. — **Berlin.** Au point de vue de l'hygiène et de la médecine. Grand in-8 de 150 pages, illustré de nombreux plans. .... 4 fr.
Cet ouvrage, honoré d'une souscription du Conseil municipal de la ville de Paris, intéressera l'hygiéniste, le médecin, l'ingénieur ou l'architecte. Avec une haute compétence le Dʳ GILLET DE GRANDMONT nous fait connaître les institutions de nos voisins.

LATAPIE (Dʳ). — **La mortalité des enfants du premier âge et la loi ROUSSEL.** In-18 de 64 pages. .... 2 fr.

LAURENT (Dʳ). — **Les maladies des prisonniers.** Étude d'hygiène pénitentiaire. In-8 carré de 130 pages, avec figures. .... 4 fr.
On y trouve, entre autres documents, un tableau très précis et très réaliste de *La vie d'un détenu en cellule*, avec deux dessins de cellules.

LEROUX (Dʳ CHARLES), médecin en chef du dispensaire Furtado-Heine, secrétaire de l'Œuvre nationale des Hôpitaux marins. — **L'assistance maritime des enfants et les hôpitaux marins.** Préface par M. le professeur VERNEUIL, membre de l'Académie des sciences, chirurgien de l'Hôtel-Dieu. Un volume grand in-8 de 278 pages, grav. et plans. 10 fr.

PICHERY (J.-L.). — **Gymnastique des écoles.** Seule méthode adoptée par le Conseil municipal de la ville de Paris, indispensable aux directeurs et aux directrices d'école. Ouvrage honoré de la souscription du Conseil municipal de Paris. Un volume in-8 de 250 pages avec 30 figures dans le texte. .... 5 fr.

ROBLOT (Dʳ), chevalier de la Légion d'honneur. — **Guide pratique des exercices physiques.** Hygiène et résultats. In-8 de 60 pages, avec gravures intercalées dans le texte. .... 2 fr. 50
TABLE DES MATIÈRES — I. Indications des exercices physiques et conditions d'utilité. — II. Pratique des exercices physiques. — III. Résultats des exercices physiques. — IV. Constatations des résultats des exercices physiques, boxe anglaise, escrime, vélocipédie, etc. etc.

ROBLOT (Dʳ), médecin-major de 2ᵉ classe. — **Principes d'anatomie et de physiologie** appliqués à la gymnastique. Cours professé à l'École normale militaire de Gymnastique et d'Escrime de Joinville-le-Pont. Préface du Dʳ E. MONIN. Un volume in-18 de 200 pages, avec 45 gravures intercalées dans le texte. .... 2 fr. 50